## En kvinnas grundläggande behov under förlossningen.

*"...en eftertänksam redogörelse för hur man skapar medvetna och meningsfulla födslar för mödrar och deras barn samt uppmuntrar till en mer godhjärtad omsorg om dessa.*
*Varje kvinna bör läsa denna bok innan sin förlossning och de bör dela sitt exemplar med sin mödravårdspersonal, eller vice versa"*

Robyn Sheldon – författare till The Mama Bamba Way


*"En juvel, en väldigt värdefull sådan. Perfektion. Alla män och kvinnor bör läsa och ta till sig den."*

Liliana Lammers - doula och arrangör av Paramana doula-kurser


*"Ruth Ehrhardt, du har lyckats med att samla mycket visdom angående förlossning i en kort och kraftfull läsning. Jag önskar jag hade haft tillgång till något liknande innan mina födslar! Jag läste den efter att jag fött fem barn men ändå så kunde jag lära mig om förlossningsprocessen tack vare din enkla och kraftfulla presentation, något som har undgått mig i alla andra böcker jag läst.*

Becky Hastings, fembarnsmor


*"Jag är involverad i en rörelse för naturliga födslar/hemmafödslar i Brasilien och jag fann att din lilla bok är en av de mest användbara skrifter jag har läst om födande kvinnor."*

Vanessa Schultz, tvåbarnsmor (väntandes sitt tredje)

# En kvinnas grundläggande behov under förlossningen

Ruth Ehrhardt

Med ett förord av Michel Odent

*True Midwifery*

*Egenutgiven av Ruth Ehrhardt från True Midwifery*

*P O Box 44070, Scarborough, 7975, Western Cape, South Africa*

*www.truemidwifery.com*

*Först publicerad i Sydafrika 2011*



*Denna bok är inte avsedd att ersätta medicinska råd från auktoriserad vårdpersonal.*

*Läsaren bör konsultera sin vårdgivare i alla ärenden relaterade till hans/hennes hälsa.*



*Bokdesign av Ruth Ehrhardt Omslagsillustration av travelerscat Översättning av Henrik Sundfeldt*

*Referensexemplar finns tillgängliga på Kungliga Biblioteket m.fl. pliktbibliotek*

*ISBN: 978-1-672-28870-5*

*När en kvinna föder barn så föds inte enbart ett barn utan även en mor. Hur vi bemöter henne kommer påverka hur hon ser sig själv som mor och som förälder.*
*Var varsam. Var vänlig. Lyssna.*


*Till alla mödrar därute, må era födslar bli underbara.*

# INNEHÅLLSFÖRTECKNING

# Förord

*Det finns två viktiga skrifter publicerade om förlossningsfysiologi och en kvinnas grundläggande behov under förlossningen. Den första är en stor bok skriven för flera tusen år sedan. I det första stycket av denna bästsäljare så finns det några rader som antyder en koppling mellan konsumtion av frukterna från kunskapens träd (en antydan om att veta för mycket eller ha en välutvecklad neocortex) och smärta under mänsklig förlossning. I slutet av denna bok kan vi läsa berättelsen om en legendarisk man vars uppdrag var att verka för kärlek. Hans mor fann en metod för att överkomma den mänskliga nackdelen: med ödmjukhet födde hon sitt barn i ett stall, bland andra däggdjur.*

*Den andra skriften skiljer sig från den första i storlek. Den är en liten bok av Ruth Ehrhardt. Att föra samman vad som är relevant på så fåtaliga sidor är en bedrift. Jag hoppas att, på de fem kontinenterna, alla gravida kvinnor, barnmorskor, doulas, läkare m.fl. kommer ta sin tid att ta till sig innehållet i detta mästerverk: det skulle leda till en vändpunkt i barnafödandets historia och därigenom även i mänsklighetens historia.*

**- Michel Odent**

# Introduktion

Denna bok är inspirerad av doktor Michel Odents verksamhet.

Doktor Odent inledde sin medicinska karriär som kirurg och blev engagerad i födslar när han blev utsedd att leda ett sjukhus i Pithiviers utanför Paris. Han insåg omgående att sjukhus inte var lämpliga miljöer för kvinnor att ha föda barn i.

Sjukhussalarna var för starkt upplysta, sterila, obekväma och saknade avskildhet. Doktor Odent introducerade låga sängar (lättare för en gravid kvinna att lägga sig i och stiga upp ur), dämpad belysning, hemliknande rum och nersänkning i vatten som smärtlindring

Sjukhuset i Pithiviers blev så framgångsrikt att kvinnor reste lång väg för att föda sina barn där.

Doktor Odent var aktiv där mellan 1962 och 1985. Han arbetade med sex barnmorskor och hade tillsyn över uppskattningsvis ett tusen förlossningar per år.

Sjukhusets förlossningsavdelning hade en utmärkt statistik med en låg nivå av medicinsk intervention.

Doktor Odent flyttade till London och blev där barnmorska med specialisering på hemmafödsel. Han fick återigen möjlighet att göra många intressanta iakttaganden under sin verksamhet där.

Senare grundade han Primal Health Research Centre (se www.primalhealthresearch.com).

De senaste tolv åren har han arbetat med en doula vid namn Liliana Lammers. Tillsammans arrangerar de en *Paramana doula*-utbildning i London.

Liliana är en tystlåten och anspråkslös kvinna som besitter en stor förmåga i att närvara vid en födsel men samtidigt göra väldigt lite. Hon fyller sin funktion genom att vara där. Jag får känslan av att hon får kvinnor att känna sig mycket trygga bara genom sin närvaro.

Tack vare de många år (mer än ett halvt sekel) som doktor Odent har närvarat vid förlossningar (cirka femton tusen födslar) på sjukhus och i hemmiljö, så har han dragit slutsatsen att en kvinna under förlossning inte behöver mycket mer än att lämnas ifred, i närvaro av en tystlåten, icke inkräktande barnmorska som håller en låg profil.

Denna lilla bok är en sammanfattning av vad jag har lärt mig genom att ha deltagit i Michel Odents och Liliana Lammers kurs under december 2010, genom att ha studerat Michel Odents skrifter och från min egen erfarenhet av arbete med kvinnor under graviditet och förlossning.

Jag hoppas att den kan vara till nytta även för dig.

Ruth Ehrhardt
Red Hill
Kapstaden
Sydafrika
2011

# När en kvinna är gravid

När en kvinna är gravid så är hon mycket känslig. Ett barn växer inuti henne och hennes kropp befinner sig i förändring. Mycket av hennes styrka och energi förbrukas för att skapa byggstenarna för en ny människa och hon kan känna sig trött och illamående, med en ökad känslighet för mat. Hon kan ofta känna sig underlig och avvikande.

Även hennes känslor kommer att bli påverkade av förändringen i hennes kropp och hennes liv. Av denna anledning så behöver hon känna att människor i hennes närhet bryr sig om henne och hennes sinnesstämning. Hon behöver människor runtom sig som lyssnar på henne, särskilt när det gäller hennes känslor angående hennes graviditet, den kommande födseln och det förestående barnet. Att vara närvararande för en kvinna under hennes graviditet kan innebära att lyssna på henne vad gäller eventuella problem hon har, ge henne bra mat eller att ta hand om disken. Hennes kropp är ansträngd av att skapa ett nytt liv för denna värld. Hon behöver hjälp av sina vänner, familj och omgivning om hon ska förbli vid god hälsa och känna sig stark under denna tid.

En gravid kvinna behöver äta bra och hälsosam mat, och hon behöver vila när hon är trött. En gravid kvinna behöver glädje. Ett barn växer inuti henne men det betyder inte att hon inte vill känna sig glad. Desto mer glädje en gravid kvinna känner desto mer glädje förs över till hennes barn. Barn kan känna vad deras mödrar känner. Om en mor är ledsen eller arg så känner barnet av det. Om modern känner sig lycklig och älskad så känner även barnet sig lyckligt och älskat.

En gravid kvinna kan glädja sig på många sätt. Hon kan sjunga, dansa, läsa en bok, se på en film eller vara med vänner. Hon kan gå på promenader. Det kan också vara trevligt för henne att umgås med andra gravida kvinnor eller kvinnor som har barn och som har något att berätta om sina födslar eller om moderskap.

Det är viktigt att inse att våra ord kan ha en stark påverkan på en gravid kvinna. Även fast vi inte behöver måla upp en överdrivet ljus bild av graviditet, förlossning och föräldraskap, så bör vi vara medvetna om att det inte är produktivt att fokusera på svårigheterna (illamåendet, halsbrännan, de svullna anklarna, tröttheten). Vi behöver erinra oss och berätta för henne om glädjen och skönheten med barnafödande.

Vi måste komma ihåg att även småsaker kan göra en gravid kvinna orolig. Vårdgivare inser ibland inte vilken kraft deras ord har och hur mycket dessa ord kan påverka en havande kvinnas känslor. Många kvinnor lämnar sina prenatala undersökningar oroade över sin egen, eller sitt barns, hälsa. Oroade över att något är fel med dem och ofta med en känsla av skuld. Vårdgivare bör ha detta i åtanke innan de talar om för en kvinna att hennes barn kan vara för stort, att hon har för mycket eller för lite fostervatten, att hennes blodtryck är för högt eller att hon har socker i urinen. Om det inte finns en uppenbar och påtaglig risk så bör en vårdgivare inte oroa en gravid kvinna och hennes anhöriga i onödan.

**Oro under graviditet kan vara skadligt och kontraproduktivt.**

# När en kvinna föder barn

*Att föda ett barn är som att falla i sömn…*

Att föda ett barn är ett annorlunda sinnestillstånd. Ett sinnestillstånd som har många likheter med sömn. Båda är tillstånd som inte kan framtvingas, de bara inträffar, ibland när vi minst av allt väntar oss det. Vi kan inte kontrollera eller bestämma exakt när vi ska falla i sömn och vi kan inte heller bestämma när förlossningen ska sätta igång. Vi gör det ofta svårare för dessa naturliga tillstånd att ta sin början.

Förlossning är som sömn eftersom vi behöver befinna oss under samma förhållanden för att föda barn som vi behöver för att somna.

Vi behöver vara på ett ställe där vi känner oss bekväma och vi måste vara fria från stress, ångest och rädsla.

## Oxytocin

När en kvinna föder ett barn så frigörs ett hormon som heter oxytocin. Oxytocin är det hormon som får livmodern att dra ihop sig.

Oxytocin är även kärlekshormonet.

Oxytocin frigörs när vi njuter av en måltid, har en stimulerande konversation, har sex och när vi får orgasm. Det är det hormon som får oss att känna oss kära och det är det hormon som sätter igång mjölken när en mamma ammar.

Är det inte fantastiskt att det är *kärlekshormonet som för ett barn till världen?*

I sjukhusmiljöer så ges ofta ett syntetiskt oxytocin till kvinnor. Syntetiskt oxytocin ges för att få livmodern att dra ihop sig, vilket kan underlätta förlossningen. Men detta syntetiska oxytocin är inte identiskt med kärlekshormonet. Det är inte detsamma som det hormon som genereras av moderns kropp på ett naturligt sätt. Det syntetiska hormonet är endast ett hormon som drar samman livmodern och bidrar till att barnet drivs fram.

Det är viktigt att vi lär oss om funktionen och verkan av naturligt oxytocin, för när en födande kvinna är påverkad av syntetiskt oxytocin så kan hon ha en förminskad förmåga att generera naturligt oxytocin.

## Hur används det syntetiska oxytocinet?

Syntetiskt oxytocin används för att sätta igång en förlossning (detta innebär att starta en förlossning artificiellt) eller förstärka en förlossning (det vill säga att få igång farten på en förlossning som har avstannat eller saktat ner). Syntetiskt oxytocin kan också användas för att hantera förlossningens tredje stadium när moderkakan krystas ut (en injektion av syntetiskt oxytocin ges till modern för att hjälpa till med att driva ut moderkakan snabbt). Det används även för att stoppa en moders postpartumblödning (när livmodern inte drar ihop sig normalt efter födseln och hon börjar blöda kraftigt).

## Induktion

Nuförtiden är det vanligt att en gravid kvinna får sin förlossning igångsatt av en barnmorska. Det motiveras ofta av en eller flera anledningar: överburenhet, att hennes vårdgivare uttrycker oro för att barnet är för stort, att hennes barn inte är friskt, eller oro över moderns hälsa.

## Förstärkning

När en kvinna föder ett barn så är det vanligt att processen saktar ner eller till och med stannar av när hon anländer till ett sjukhus. Det kan finnas många anledningar till detta: för stark belysning, hon blir utsatt för en vaginal undersökning, en främling kommer in i rummet, hon känner sig uttittad eller självmedveten, hon känner sig påskyndad, kall eller rädd.

Vanligtvis, om förlossningen inte sätter igång igen av sig själv efter en bestämd tid, så används syntetiskt oxytocin för att återuppta processen. Förlossningen blir nu mycket annorlunda i jämförelse med kärlekshormonets naturliga förlopp. Denna nya process styrs nu av det syntetiska oxytocinet, som drar samman livmodern *utan* det övriga beteendet hos det naturliga kärlekshormonet.

*När babyn är redo
att födas så skickar
den ett budskap till
moderns kropp att
han eller hon är
redo.*


*Moderns kropp kan
då inleda processen
genom att
långsamt generera
oxytocin,
kärlekshormonet.*


*Modern och babyn
arbetar
tillsammans för att
föra babyn till
världen.*

# Hur fungerar oxytocin?

*Oxytocinet är ett "blygt" hormon...*

Oxytocin behöver känna sig bekvämt innan det genereras. Eftersom detta hormon är kärlekshormonet så är det lätt att förstå. När vi känner oss älskade så känner vi oss säkra. Kärlek är inte något som är lätt att känna när vi är i fara.

Oxytocin är ett känsligt hormon. Allting behöver vara "rätt" för att detta hormon ska vilja vara med. Desto bekvämare miljö och ju mer avslappnad den födande kvinnan är, desto lättare är det för hennes oxytocin att flöda.

### En känsla av säkerhet.

Den födande kvinnan måste känna sig trygg och säker. Däggdjur söker sig alltid till ett tryggt ställe för att föda. Ett vackert exempel är att honelefanter formar en skyddande cirkel runt en födande elefant med bakarna vända mot henne.

Om ett födande däggdjur känner sig hotat så kommer förlossningen avstanna till dess hon återigen befinner sig under trygga omständigheter. Människor är inte så fysiskt annorlunda. Trots allt är vi också däggdjur. Även fast många kvinnor söker sig till sjukhus för att föda barn i tron att det är hennes säkraste alternativ, så kan de finna, när de anländer till sjukhuset, att deras kroppar agerar på ett sätt som avslöjar att kvinnorna inte känner sig trygga i den miljön. Det starka ljuset, pratandet, pappersexercisen, frågorna, tvånget att kommunicera med främlingar, den tickande klockan, de kalla sterila rummen, de höga sängarna, avsaknaden av avskildhet, hjärtslagsmonitorer... allt detta kan bidra till en känsla av osäkerhet. Detta kan göra det svårt för oxytocinet, det blyga hormonet, att framkallas. Vilket kan resultera i en längre och svårare förlossning.

Hur förbereder sig andra djur för födsel? De hittar ett tyst och mörkt ställe, långt borta från andra, någonstans där de känner sig säkra och trygga och vet att de förblir ostörda.

En kvinna i slutet av sin graviditet uppför sig ungefär likadant. Vi brukar skämta om att en kvinna förbereder sig för att "gå i ide" när hon frenetiskt städar hemmet i förberedelse för en födsel. Vissa kvinnor kan inte slå sig till ro innan gardinerna hänger precis rätt, golven är skurade och alla hennes ärenden är avklarade. Dessa förberedelser gör det möjligt för henne att föda sitt barn.

## Den tänkande hjärnan behöver stängas av

Ett villkor för att det blyga oxytocinet ska fungera är att den tänkande hjärnan behöver stängas av. Vi behöver se till att den födande kvinnans tänkande hjärna (kallad neocortex) inte stimuleras.

Neocortex stimuleras under födsel genom att man pratar med den havande kvinnan om specifika detaljer, till exempel om hur många centimeter hennes livmoderhals har öppnat sig, eller om när hennes fostervatten gick. Vi stimulerar hennes neocortex med denna uppmärksamhet och frågor, vilket gör att hennes neocortex drar ner på hennes frisläppande av oxytocin.

En kvinna behöver få möjlighet att långsamt "falla in" i sin förlossning (som att falla i sömn) och hon bör inte "väckas" av världen runtomkring. Om hon ges möjlighet att stänga av sin neocortex, så får oxytocinet utrymme att fungera som avsett.

## Inga åskådare

När en kvinna känner sig observerad stimuleras neocortex, så det är viktigt att kvinnan inte känner sig iakttagen. Åskådare och andra människor som inte behöver vara närvarande orsakar att kvinnan känner sig påpassad. Kameror kan också sakta ner en förlossning eftersom de gör att hon känner sig iakttagen, vilket kan "väcka" henne.

## Mörker

Det är viktigt att det inte finns något starkt ljus i närheten när en kvinna föder barn. Fördragna gardiner, stearinljus och annan dämpad belysning hjälper till med att "tysta ner" neocortex och bidrar till att stimulera oxytocinflödet.

## Värme

Den födande kvinnan behöver känna sig varm. En eld, ett värmeelement eller varmt vatten hjälper när det gäller att få hennes kropp och neocortex att slappna av. Att sänka ner sig i varmt vatten vid rätt tillfälle (till exempel när hon är fullt inne i den aktiva fasen av förlossningsarbetet) kan få modern att slappna av så mycket att hennes livmodershals vidgar sig maximalt.

## Oxytocin/adrenalin-antagonism

**Adrenalin förhindrar oxytocin från att frigöras.** Adrenalin är det hormon som vi producerar när vi är rädda, oroliga, stressade eller kalla. Det är känt som "flykt- eller kamphormonet". Adrenalinet *undertrycker* oxytocinet. Adrenalin kan stoppa en födsel eller göra så att en födsel drar ut på tiden och blir mer smärtsam.

Alla som närvarar vid en födsel måste vara medvetna om sin egen adrenalinnivå. Detta på grund av att adrenalin är "smittsamt", vilket innebär att om du känner dig oroad eller rädd eller nervös så kommer till slut alla andra i rummet känna detsamma. Om du närvarar vid en födsel och du känner dig spänd, rädd eller nervös, försök att lugna ner dig. Om du inte kan göra detta, så är det bättre för modern om du lämnar rummet tills dess du känner dig mer stabil.

Ta en titt runt i rummet och se efter hur de andra människorna i rummet agerar. Om du kan se att någon känner sig illa till mods så kan du på ett lugnt sätt tala om för personen i fråga att det är acceptabelt om han eller hon tar en paus och lämnar rummet, eller gå på en promenad eller försöka sova en stund. Du bör göra detta på ett lugnt och icke-aggressivt sätt för om du blir arg eller gör någon annan arg så skapas mer adrenalin.

Ibland känner sig folk lättade när de blir informerade att de kan ta ett avbrott från att närvara vid en födsel. En förlossning är en väldigt intensiv upplevelse som kan vara överväldigande.

# En kvinnas grundläggande behov under förlossningen är:

- Att känna trygghet
- Att stänga av den tänkande hjärnan (neocortex)
- Tystnad
- Mörker eller dämpat ljus
- Värme
- Inte känna sig iakttagen
- Frånvaro av adrenalin

# En grundläggande födelseplan

(skriv födelseplats) Födelsepartners
1. min man / partner
2. min *doula*

<u>För frågor under mitt förlossningsarbete, vänligen fråga inte mig, fråga istället min doula eller min man.</u>

<u>Undersökning av mig och mitt barn:</u>

- Om det finns ett konkret behov för en vaginal undersökning, tala inte om detaljer för mig om hur utvidgad jag är, eller barnets position.
- Lyssna till barnets hjärtljud så lite som möjligt, det kan störa min förlossning.
- Om det finns ett behov av att lyssna på barnets hjärtljud, gör det utan att fråga mig, så jag inte behöver fundera på vad jag ska svara dig.
- Erbjud mig inte smärtlindring. Om jag behöver smärtlindring så kommer jag be om det.

## Förlossningens andra och tredje fas:

- Omedelbart efter födseln så skulle jag vilja ha en timmes oavbruten kontakt, hud mot hud med mitt barn.
- Klampa/klipp inte navelsträngen förrän en timme efter födseln.
- Jag vill ha ett fysiologiskt efterbördsskede, om förlossningen pågår normalt.

## Efter förlossningen:

- Vitamin K eller ej (ditt val som moder). Tre alternativ: injektion, oralt eller inget Vitamin K för mitt barn.

# Stödperson vid förlossningen

*Den perfekta stödpersonen är en tystlåten barnmorska som håller en låg profil.*

Den perfekta stödpersonen ska helst vara en moder själv, någon som har en positiv attityd till födelse. Hon bör själv ha haft positiva födelseerfarenheter.

Hon är närvarande för att få kvinnan som föder barn att känna sig trygg och säker.

Hon ser förlossning som något naturligt och förstår de aspekter som behövs för att oxytocinet ska frigöras.

Hon förstår att prat och frågor stimulerar den födande kvinnans neocortex. Därför håller hon pratet på en låg nivå. Om hon har möjlighet så kan hon svara på frågor istället för den födande kvinnan. På det sättet undviker man att mamman "väcks" från förlossningen.

Den perfekta stödpersonen vet att starkt ljus stimulerar neocortex , så hon ser till att ljusen är dämpade eller släckta och att gardinerna är fördragna.

Den perfekta stödpersonen vet att den födande kvinnan måste vara varm för att hon ska kunna slappna av och få sitt oxytocin att frigöras och flöda.

Stödpersonen ser till att rummet är tillräckligt varmt och hon vet att en varm dusch eller ett bad fungerar mycket väl som smärtlindrare.

Den perfekta stödpersonen vet att den födande kvinnan måste känna sig obehindrad och icke iakttagen. Stödpersonen viker undan sin blick. Hon vet också att kameror och videokameror kan göra så att en mor känner sig iakttagen och kan sakta ner en förlossning.

Den ideala stödpersonen håller sin egen adrenalinnivå låg. Hon är väldigt medveten om sitt eget beteende och den inverkan hon har på den födande kvinnan och andra.

Den ideala stödpersonen förlitar sig på att förlossningen tar sin naturliga väg och att modern och barnet spelar huvudrollerna.

Men över allt annat, den ideala stödpersonen ger en känsla av trygghet. Hon skyddar förlossningsmiljön och gör att modern känner sig lugn.

**Den perfekta stödpersonen förstärker trygghetskänslan genom sin närvaro.**

# Utdrivningsskedet

*Man kan inte göra något åt en ofrivillig process, man ser till att inte störa den...*

Om modern har fått sina grundläggande behov uppfyllda under förlossningens första steg, så kommer hennes kropp förbereda sig för något som kallas utdrivningsskedet.

Det är viktigt att den födande modern har tillgång till avskildhet nu, annars inträder inte **utdrivningsskedet**.

## Hur sker detta?

När ett utdrivningsskede är på gång så kan modern plötsligt bli uppfylld av rädsla och säga saker som "jag vill dö!" eller "ta livet av mig!"

Vid sådana tillfällen är det ett misstag att försöka dämpa hennes oro med lugnande ord.

Efter detta så kommer några starka sammandragningar. Den födande kvinnan kommer plötsligt få mer energi och vill gärna stå eller sitta upp.

Barnet kommer nu drivas fram med ett fåtal starka sammandragningar. Utdrivningsskedet skiljer sig från vad vi kallar **förlossningens andra fas**, vilket är när modern aktivt måste krysta ut barnet.

När ett äkta utdrivningsskede sker, så är sannolikheten för bristningar och sprickor i underlivet mycket låg och det tar sannolikt bara ett par minuter för placentan att separera från livmodern.

Ett utrivningsskede **kan inte** inträffa om en kvinnas grundläggande behov under förlossningen inte är uppfyllda.

# Efter förlossningen

*Väck inte modern!*

När babyn är född så bör han eller hon placeras mot moderns bara hud och de bör lämnas **ostörda** i minst en timme.

Detta innebär ingen kontakt, vare sig fysisk eller annan.

**Ingen** ska prata. **Ingen** ska ta foton.

Det enda man behöver göra är att se till att modern och babyn håller sig varma.

När barnet är fött så kommer modern frigöra en stor dos oxytocin. Detta är den största mängd oxytocin modern kommer uppleva i sitt liv. Detta oxytocin kommer få henne att älska och knyta ett band med sitt barn. Det kommer också få hennes placenta att lossna och hennes livmoder att dra sig samman.

Under den första timmen efter födseln så kommer babyn att börja anpassa sig till gravitation och skillnaden i temperatur. Detta är det perfekta ögonblicket för modern och barnet att initiera amning helt på egen hand.

## Klippa navelsträngen

Det finns ingen anledning att skynda på klippningen av navelsträngen direkt efter födseln. Försök att lämna navelsträngen kvar minst en timme.

Det finns ingen fara med detta.

Navelsträngen mellan placentan och babyn innehåller två artärer och en ven. Artärerna sluter sig inom ett par minuter men venen förblir öppen, så barnet kan få sig till godo upp till 40 ml av värdefullt blod.

## Att klippa navelsträngen är en ritual

I tusentals år så har människan lagt sig i vad gäller denna viktiga första kontakt mellan mor och barn.

Genom seklen och inom vissa traditioner så har mödrar inte fått röra sina barn utan att först ha tillåtelse av barnmorskan, sin far eller en präst. I vissa kulturer sägs det att råmjölken (colostrum, den första mjölken modern producerar, vilken innehåller antikroppar och mycket näring) är giftig och därför bör barnet ges välling, mjölk från ett djur eller bröstmjölk från en annan kvinna. I vissa kulturer så ackompanjeras födseln av höga rop, vilka "väcker" modern. I andra kulturer så tvättas babyn eller så förs babyn över rök innan den lämnas över till modern.

Vår moderna ritual innebär att gratulera modern, klippa navelsträngen omgående, krysta ut placentan, titta efter tårar, ta foton, väga och mäta babyn, bjuda in folk i rummet för att titta på babyn och prata om födseln och babyn med modern.

Det är underligt att en av nittonhundratalets största upptäckter är att ett barn behöver sin mor direkt efter födseln.

Nu ser det ut som att vi behöver upptäcka att barnet behöver sin mor och **ingen annan**.

# Framtiden

Idag så föder majoriteten av kvinnor barn utan sina naturliga hormoner.

Deras födslar är inducerade.

Eller förstärkta.

Många föder med kejsarsnitt.

Även om de föder utan intervention, så störs de under den viktiga första timmen efter födseln.

Vi har manipulerat hur kvinnor föder barn.

Vi gör dessa förändringar utan att förstå en födande kvinnas grundläggande behov.

Vi gör dessa förändringar utan mycket vetskap om hur det kommer att påverka oss i framtiden.

# En berättelse

En barnmorska sitter i ett mörkt rum.

Hon har en schal över sina axlar.

Ett stearinljus står på bordet. Lågan flämtar.

Hon håller på med en stickning.

Från ett annat rum hör man en kvinnas mjuka stönande. Barnmorskan stickar vidare. Kvinnan i det andra rummet tystnar.

Barnmorskan fortsätter med sin stickning. Efter en tid så återupptas stönandet. Barnmorskan ler för sig själv och stickar vidare.

Tiden går och en stund senare reser sig barnmorskan från stolen och lämnar rummet. Hon går till köket. Hon sätter en tekanna på spisen.

Den födande kvinnan fortsätter att jämra sig och stöna. Det verkar som om hennes smärta blir starkare.

Barnmorskan kommer tillbaka med en kopp varmt te och skorpor. Hon doppar en skorpa och smuttar på sitt te.

Den födande kvinnan fortsätter med sitt låga jämrande i det andra rummet.

Barnmorskan sitter i en gungstol och gungar sakta medan den födande kvinnan fortsätter ge ljud ifrån sig.

Barnmorskan faller i sömn.

Barnmorskan sover en stund medan moderns läten intensifieras.

Modern börjar skrika. Hon är orolig över att smärtan är så stark. Hon är rädd att hon håller på att dö.

Barnmorskan öppnar sina ögon och lyssnar. Hon reser sig sakta (hennes knotor protesterar lite) och hon går ut ur rummet, till den födande kvinnan.

Tyst, som en katt, smyger barnmorskan in i moderns rum.

Modern stönar och skriker och barnet föds.

Barnet gråter.

Barnmorskan går ut ur rummet.

Modern myser med barnet

Barnmorskan går tillbaka till sin stol, sätter sig ner, ler för sig själv och fortsätter med sin stickning.

# Om författaren

Ruth Ehrhardt är en certifierad yrkesverksam barnmorska och *doula*.

Född i Schweiz, Ruth Ehrhardt flyttade till Sydafrika med sin sydafrikanska mor och yngre syster när hon var åtta år gammal och hon har bott där sedan dess. Ruths mor Carol köpte en blomsterodling för proteablommor utanför Ceres (en liten stad några timmars körning från Kapstaden). Ödet gjorde att Carol fick uppgiften att hjälpa de lokala farmarbetarna med förlossningar. De brukade kalla på henne för den uppgiften eftersom hon ansågs ha "helande händer". Carol var barnmorska vid Ruths första förlossning.

Ruth är mor till fyra hemskolade barn. Ruth utbildade sig till WOMBS doula under Irene Bourqoin i Sydafrika och deltog sedan i en *Paranama Doula*-kurs i London med doktor Michel Odent och Lilliana Lammers. Hon har också studerat *Advanced Midwifery* hos Ina May Gaskin, Pamela Hunt och barnmorskorna från *the Farm*.

Med kollegan Lana Petersen så startade hon *Home Birth South Africa* (www.homebirth.org.za), en webdatabas för de som söker information och råd angående hemmafödsel i Sydafrika. Tillsammans arrangerar de även *Cape Town Home Birth Gatherings*, kvartalsmöten för de som söker information och stöd angående hemmafödsel.

Hon arbetar för närvarande med Marianne Littlejohn vid *Birthrite Midwifery* och är en av arrangörerna av *The Cape Town Midwifery and Birth Conference* (www.midwiferyandbirthconference.co.za), en konferens avsedd att uppmuntra spridning av information och samarbete mellan förlossningsarbetare och de kvinnor de kommer i kontakt med. Konferensen är den första av sitt slag i Sydafrika och har nått stor framgång.

Hon är också utbildad som *Helping Babies Breathe*-instruktör och hon utför volontärarbete för *Operation Smile*.

Hon är en förespråkare för kvinnors, mödrars och barns rättigheter och är involverad i diverse projekt för att främja utbildning och stöd inom dessa områden.

Hon skriver regelbundet på sin personliga websida och blogg www.truemidwifery.com.

# Meddelande från författaren

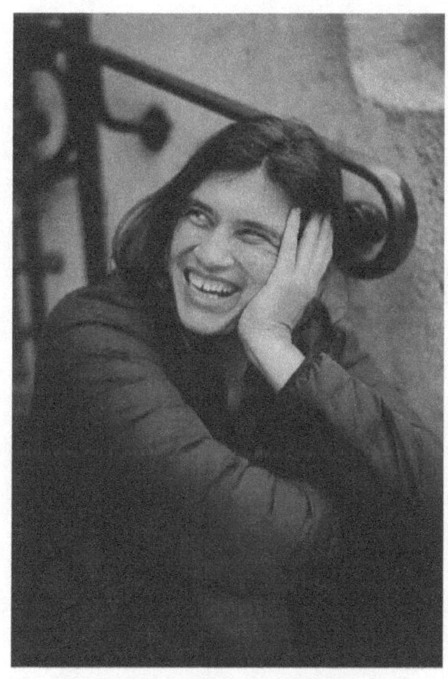

Photo by Zoie Wilson
zoiewilson.com

Denna bok har blivit mycket väl mottagen av de flesta som har läst den. Idén var att summera något som är mycket enkelt men ändå förbisett. Något som kan göra all skillnad vid en förlossning, för modern, för hennes barn och för människosläktets framtid.

Det är mitt uppdrag att sprida detta enkla men kraftfulla budskap så långt och brett som möjligt, och jag har börjat genom att skriva denna lilla bok som är enkel att läsa och förstå och billig att sprida vidare.

Jag skulle vilja översätta denna lilla bok till så många språk som möjligt. Om du skulle känna dig manad att hjälpa till med detta, vänligen tala om det för mig.

Om du skulle vilja beställa fler exemplar, vänligen kontakta mig. Denna lilla bok är också tillgänglig i

PDF-format för vilket pris du vill genom min webbsida, www.truemidwifery.com.

Tack

Ruth Ehrhardt
Suurbraak/X!airu
South Africa
2013

För mer information, se Michel Odents websiter

www.wombecology.com

www.primalhealthresearch.com


Du kan kontakta Ruth via

ruth@homebirth.org.za

Ruths personliga hemsida:

www.truemidwifery.com